Dʳ P.-A. DESJARDIN

PUBLICATIONS VULGARISATRICES DU JOURNAL
La Science Libre

CONSIDÉRATIONS GÉNÉRALES

ET PRATIQUES

SUR

L'ÉTAT DE LA MÉDECINE

EN L'AN DE GRACE 1881

UN MOT DE PRÉFACE

SUR LA

Médecine de l'Avenir

PARIS

O. BERTHIER, ÉDITEUR-LIBRAIRE

Boulevard Saint-Germain, 104

1882

Nice. — Imp. V.-Eug. Gauthier et Cⁿ.

CONSIDÉRATIONS GÉNÉRALES

ET PRATIQUES

L'ÉTAT DE LA MÉDECINE

EN L'AN DE GRACE 1881

DR P.-A. DESJARDIN

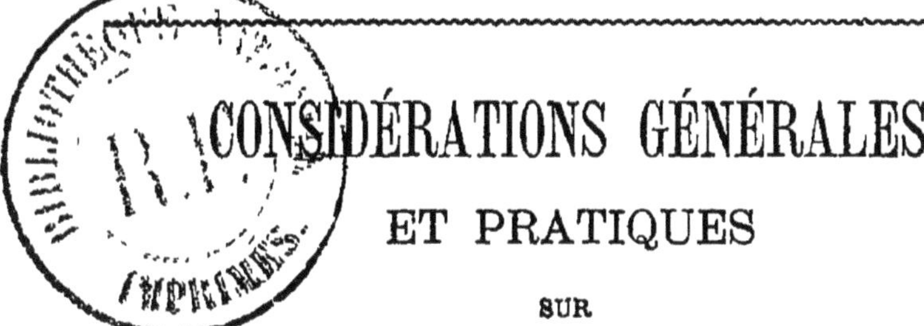

CONSIDÉRATIONS GÉNÉRALES

ET PRATIQUES

SUR

L'ÉTAT DE LA MÉDECINE

EN L'AN DE GRACE 1881

UN MOT DE PRÉFACE

SUR LA

Médecine de l'Avenir

PARIS

O. BERTHIER, ÉDITEUR-LIBRAIRE

Boulevard Saint-Germain, 104

1881

AVANT-PROPOS

—

« Placer l'esprit avant le bon
« sens, c'est placer le superflu
« avant le nécessaire. »

—

To be or not to be.

Ces considérations théoriques et pratiques
sur l'étude et le traitement des maladies chroniques par la *Dynamothérapie* forment la
préface ou l'entrée en matière, si vous le pré-
férez, d'un ouvrage sur les maladies chroniques
que j'ai sur le chantier depuis plus de dix ans.
En les publiant dans la *Science Libre*, je cède,
avant tout, au désir d'être agréable à mes
confrères et utile aux malades. Mon espérance
se réalisera-t-elle ?

C'est ce que dira un prochain avenir.

*
* *

Ecrivant pour toutes les classes de la société ; m'adressant aussi bien au riche qu'au
pauvre, au savant qu'à l'homme du monde et
à l'artisan ; voulant, avant tout, être véritablement utile, j'ai dû sacrifier souvent
l'agréable au nécessaire et éliminer de mon

travail tout ce qui n'était pas strictement pratique.

UTILITÉ, SIMPLICITÉ, CLARTÉ

tel est mon programme.

*
* *

Ce n'est pas sans hésitation que je me suis décidé à livrer au public les fruits de vingt années d'études, de recherches, de pratique et d'observations faites un peu partout, en France comme à l'étranger, dans les hôpitaux comme dans la clientèle, sur les champs de bataille aussi bien que dans les campagnes et les villes !

Et cette hésitation n'est-elle pas bien naturelle ?

N'est-ce donc rien que la *pensée* de tout le bien ou de tout le mal qui doit forcément résulter des conseils donnés à ses semblables dans le grand combat de la vie et de la mort ?

Un avocat peut se tromper, il n'en résultera que la perte du procès de son client ; un ami peut, malgré tout son désir de vous être utile, ne pas vous conseiller au mieux de vos intérêts, sans qu'il en résulte un grave préjudice pour vous ; mais en est-il ainsi d'un médecin ?

Hélas !

L'erreur de l'avocat, celle d'un ami, celle même de tout autre conseiller, ne peut entraîner qu'une perte d'argent ou des ennuis plus ou moins considérables ; mais combien la scène se transforme quand il s'agit d'une erreur médicale ! Ici, ce n'est plus l'argent qui est en cause ; ce n'est plus la paix, la tranquillité et tous les autres biens si justement recherchés ; c'est un bien qui les contient tous, c'est une fortune à nulle autre pareille, c'est la santé, c'est la vie !

Or, il suffit d'un seul mot mal dit, d'une seule *pensée erronée*, pour que tout cela disparaisse sous la froide et impitoyable étreinte de la mort !

*
* **

Que de fois j'ai été arrêté dans mes recherches par la multiplicité des systèmes et des méthodes qui, tour à tour, ont dirigé la pratique médicale ! Que de fois le doute et la désespérance sont entrés dans mon âme en voyant que ce qui était vérité en deçà était erreur au delà !

Souvent l'enseignement d'hier était détruit par celui du lendemain !

Que de non-sens !

Que d'erreurs !

Que de préjugés ! !

Partout je ne voyais que contradictions sur contradictions, et pourtant il s'agissait d'une chose sainte entre toutes les choses saintes, d'une science ayant, plus que toutes les autres, besoin de clarté et de précision ; car le but de cette science, c'est la conservation de

l'homme et son triomphe sur la douleur et la
misère ! . . . .
. . . .

C'est donc une conviction bien profonde et
une certitude bien absolue qui, seules, m'ont
donné la force nécessaire à la publication du
résultat de mes travaux scientifiques. Si mon
esprit fût resté dans le doute, si ma pensée
n'eût pas été entièrement débarrassée de toute
incertitude, j'eusse continué à garder le si-
lence, cherchant et expérimentant sans cesse
et gardant pour moi seul mes déceptions et
mes joies, mes espérances et mes craintes.

Ai-je besoin de dire, après ce qui précède,
que ces études sont des études avant tout de
bonne foi, écrites avec une complète impartia-
lité et dans un seul but :

Celui d'être utile à mes semblables.

Le lecteur en jugera.

*
* *

Encore un mot :

Si dans le courant de cet écrit je m'attaque,
parfois violemment, j'en conviens, aux doctrines fausses et mensongères ; si je cherche à
dévoiler le charlatanisme, sous quelque forme
qu'il se cache ; si je m'en prends à certaines
réunions officielles décorées d'un titre plus ou
moins pompeux, je déclare d'avance ne m'a-
dresser à aucune personnalité. Je tiens trop à
ma dignité et à ma liberté d'examen pour
attaquer la dignité et la liberté des autres.

Aux doctrines et aux méthodes toutes mes critiques.

Aux personnalités convaincues et de bonne foi mes plus profonds respects.

Ceci dit une fois pour toutes, j'entre résolument dans le cœur de mon travail, laissant au public toute liberté de critique, convaincu que je trouverai dans cette même critique un auxiliaire puissant en faveur des travaux théoriques et pratiques que je lui soumets.

INTRODUCTION

—

> « La vérité ne réside pas dans les
> « extrêmes. »
>
> (2me Discours aux Etudiants
> de Paris.)

> « Le véritable philosophe doit su-
> « cer, comme l'abeille, le miel de tou-
> « tes les fleurs, et se laisser guider
> « par un instinct intérieur pour élever
> « un édifice ingénieux et régulier. »
>
> (Bacon de Verulam.)

> « L'homme le plus parfait est celui
> « qui est le plus utile à ses frères. »
>
> (Coran.)

Le but définitif de la science est l'*homme*, et le « *connais-toi toi-même* » de l'antique philosophie sera éternellement vrai.

L'homme est l'alpha et l'oméga du cercle dans lequel depuis leurs origines, se meuvent les sciences physiques et psychologiques. A lui les lumières et les révélations de l'observation et de la science, comme à l'*Être suprême*, à l'*Auteur de toutes choses*, les révélations et les adorations de la foi.

*
* *

La science naquit avec l'homme, et ses premiers enseignements répondirent à ses premiers besoins : la nécessité de se garantir de l'action des forces destructives qui l'entouraient ! Ce fut l'instinct de la conservation qui préluda aux premières découvertes de nos pères.

*
* *

De passif qu'il était dans le principe, l'homme devint actif, au fur et à mesure du développement de ses facultés cérébrales. Après s'être défendu, il attaqua ; après la défensive vint l'offensive. C'est aux premiers jours de cette époque qu'il faut faire remonter la naissance des *arts* de *destruction* et de *conservation*.

*
* *

En progressant dans sa marche en avant, en augmentant la somme de ses besoins, en pénétrant, en un mot, dans ce cercle étrange que nous avons si pompeusement décoré du titre de civilisation, l'homme agrandit toutes ses connaissances et, du total de ses acquisitions, résulta pour lui une plus grande somme de jouissances, mais aussi, une plus grande impressionnabilité aux causes de destruction placées en lui-même et dans son milieu physique et moral.

*
* *

Mais avant, pendant et après toutes les phases de découvertes parcourues par l'homme depuis son origine jusqu'à nos jours, un besoin plus impérieux que les autres, une nécessité plus absolue que toutes les autres firent naître, —et développèrent,—les premières notions d'un *art* qui devint rapidement une source de prestiges pour ceux qui en furent les adeptes, et qui s'implanta dans les temples en souverain presque absolu.

Ce besoin fut la *conservation de la santé*, et l'art qui en naquit fut l'*art médical*, ou, en termes plus simples et plus exacts, l'*art de soigner les malades*.

*
* *

La médecine fut donc une des premières sciences de l'homme. Placée, dès le principe, au faîte de ses connaissances ; admise dans ses temples ; ayant ses disciples dans ceux de la religion ; pratiquée par ceux qui servaient d'intermédiaires entre le *Créateur* et les *créatures*, elle resta, pendant de longs siècles, sacerdotale et mystique, partageant les honneurs que l'on rendait aux *dieux*.

*
* *

Tout d'instinct alors, l'art médical — produit ayant toutes les imperfections des créations du cerveau humain — concentra ses forces pour la défense de l'être à qui il devait le jour. Venu de l'homme, il n'eut que lui pour premier mobile et dernier but.

*
* *

J'ajouterai que le jour qui fut le premier triomphe de la mort (1) sur la vie, fut aussi le premier jour de la médecine. La première lutte entre la santé et la maladie, entre la conservation et la destruction, vit son premier bégaiement.

*
* *

Ainsi qu'on le voit, la science médicale fut une des premières, sinon la première des sciences. Sa conception marcha de pair avec les conceptions philosophiques et religieuses. Elle les domina même à certaines époques et chez certains peuples.

*
* *

Plus tard, la philosophie s'empara du premier rang et ses doctrines influencèrent à ce point la constitution de la *médecine*, que l'on retrouve encore ses traces dans la foule des systèmes qui, tour à tour, s'imposèrent, avec plus ou moins de succès, aux méditations et à la pratique des *hommes de l'art*. C'est ainsi que les œuvres d'Hippocrate reflètent la philosophie des écoles alors régnantes et en forment comme les déductions pratiques.

*
* *

(1) Nous nous servons du mot *mort* pour mieux nous faire comprendre de la masse de nos lecteurs, mais, pour nous, la *mort*, tel qu'on interprète le mot, n'existe pas plus que *l'esprit* et la *matière ; mort, esprit, vie, matière,* ne sont que des PHASES, DES ÉTATS DU MOUVEMENT UNIVERSEL se continuant à travers l'infini des mondes pour continuer la VIE UNIVERSELLE.

Lorsque le christianisme, triomphant des *vieux dieux,* se fit persécuteur, après avoir lui-même subi les plus sanglantes persécutions, et étendit ses bras redoutables de l'Orient à l'Occident, pour arriver rapidement à la domination des États qui constituèrent plus tard l'Europe moderne ; quand l'effondrement du vieux monde, soi-disant païen, fut complet, et qu'à la haute philosophie de l'antiquité, déjà passablement altérée par la Grèce, succéda la ténébreuse époque de l'établissement définitif de la religion démocratique de Jésus-Christ, la médecine redevint mystique, comme à ses débuts, et se fit monastique ou cléricale.

*
* *

De cette époque datent les formules religieuses, en latin souvent barbare, destinées à guérir les *patients* par des paroles sacrées ou des prières adressées à des saints, à qui on attribua le pouvoir de guérir qui les écrouelles, qui les fièvres, qui les hémorrhagies, qui la *stérilité*, etc., etc. Les prêtres, en détruisant l'antique *magie*, n'en gardèrent pas moins plusieurs de ses pratiques qu'ils introduisirent et dans leur culte et dans leurs moyens de capter les masses par le merveilleux et le surnaturel. Les noms changèrent, mais les choses réstèrent à peu près les mêmes. Ce fut une époque fatale pour les sciences physiques, naturelles et philosophiques, et les auto-da-fé éclairèrent plus d'une fois de leur détestable lueur l'écrasement de la liberté scientifique au profit du despotisme clérical.

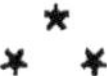

Est-ce à dire que la partie du clergé alors chargée de soigner les malades n'a rendu aucun service à l'humanité ? Loin de moi cette pensée. Il y eut dans ses colères aveugles et sanguinaires de splendides rayons de charité, et je constate que plus d'un moine s'est illustré autant par ses admirables travaux que par ses évangéliques bienfaits.

Séparée de l'Eglise par les abus monstrueux des membres qui étaient chargés de la pratiquer, la médecine redevint laïque et fut rendue à une liberté relative par plusieurs décrets du Vatican. S'aidant alors de toutes les découvertes, de toutes les sciences, elle marcha vivement à la conquête de certaines vérités perdues, depuis Hippocrate et Galien : ce fut l'époque si remarquable à tant de points de vue de la Renaissance, à qui l'admirable découverte de l'imprimerie devait *imprimer* un cachet à tout jamais immortel !

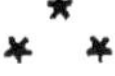

Malheureusement, l'art médical ne fit que changer de despotisme en passant des mains de l'Eglise à celles des laïques. Aux moines avides, gourmands et présomptueux, succédèrent des docteurs laïques aussi avides, aussi gourmands et... peut-être plus présomptueux, qui firent des malheureux malades leur source de prospérité et qui vécurent aussi grassement que possible... sur la misère d'autrui. Rarement unis dans leurs discussions scientifiques, encore plus rarement d'accord dans leurs consultations, ils ne s'entendaient bien que pour crier « haro ! » sur les hommes de cœur et de génie qui, de temps en temps, venaient troubler l'équilibre de leur perruque et les secouer d'importance.

Pauvres grands hommes de l'époque ! Les criailleries de la tourbe des médicastres d'un côté, les menaces de la sainte inquisition de l'autre et la misère la plupart du temps pour compagne fidèle !

*
* *

Quoi qu'il en soit de ces tristes choses issues des passions de l'homme qui, si les définitions changent, restent, hélas ! toujours les mêmes, la médecine demeura, malgré les sarcasmes et les justes railleries de plusieurs de ses éloquents adversaires, l'étude préférée des hommes de science, amis de l'humanité.

Les plus grands esprits se firent gloire de la cultiver quand ils ne la pratiquèrent pas.

*
* *

Malheureusement, l'étude et la pratique de

la médecine ne se *démocratisèrent* jamais et
la science, que chacun a le plus grand intérêt à
posséder, resta complètement entre les mains
d'un groupe d'hommes, auquel le public confia
par insouciance, par paresse et par ignorance.
le soin de veiller à la conservation de ce qu'il
a de plus précieux : LA SANTÉ !

** **

Eh bien ! je ne crains pas de le dire : de ce
manque de *démocratisation* résultèrent, et pour
la science, et pour le public, les funestes
erreurs, les désastreux préjugés qui ont fait et
font encore tant de victimes. L'homme, igno-
rant de tout ce qui regarde sa santé et des
moyens qui peuvent la lui rendre quand il l'a
perdue, se livre ainsi à la merci du premier
venu : heureux, quand il rencontre un homme
de cœur, un véritable médecin ! à tout jamais
malheureux, quand il tombe sur un charlatan !

** **

Interrogez un homme du monde sur tout ce
qui touche à ses intérêts, et vous serez sur-
pris de voir que vous avez devant les yeux
un économiste, un financier, un légiste même,
capable non seulement de s'occuper avec succès de ses intérêts, de tout ce qui touche à
ses besoins et aux nécessités de la vie, mais
encore de diriger les autres dans cette voie, et
cela, souvent avec plus de lucidité et de bon
sens qu'un grand nombre d'hommes spé-

ciaux. Ceci fait, interrogez-le sur sa santé et sur les lois les plus simples qui résultent d'une légère étude médicale... ce sera alors par la plus complète ignorance qu'il vous répondra. Il ne saura rien de ce qu'il doit savoir et ne possédera même pas, le plus souvent, cette primitive *instruction intuitive* qui se rencontre chez la plupart des habitants de la campagne.

Cette ignorance des choses les plus utiles et les plus pratiquement nécessaires à la vie, n'est-elle pas déplorable ?

*
* *

Voyons, quelle est la cause de cette ignorance si regrettable et quelles sont les fâcheuses conséquences qui doivent en résulter.

*
* *

Quand l'*art de soigner les malades* résidait dans les temples, les patients qui s'adressaient aux disciples de cet art, confondaient, dans leur espérance et leur crainte, le représentant de la Divinité et le servant d'Esculape. Le tout leur apparaissait dans de telles conditions de grandeur surnaturelle, qu'ils recevaient presqu'en tremblant les conseils et les prescriptions relatifs à leur état.

Cet état de *soumission* et d'*adoration* se perpétua si longtemps et avec une telle puissance que, de nos jours encore, les Européens qui exercent la médecine en Orient, en

Algérie et dans l'extrême Orient, jouissent d'un profond respect et d'une *sorte d'adoration* près des indigènes de ces pays.

Quelques lecteurs m'objecteront peut-être, que ce respect et cette confiance sont en grande partie le résultat des enseignements religieux du Coran. Oui! en partie, pour les peuples qui pratiquent l'islamisme; non! pour tous ceux, et ils sont nombreux, qui sont complètement étrangers à la religion du célèbre hygiéniste et prophète arabe (1).

* * *

Ces sentiments de l'antiquité, dont les reflets sont encore si vivaces en Orient, se modifièrent à travers l'influence des siècles, mais ils restèrent toujours, sous une forme ou sous une autre, assez vivaces pour que la société fût entraînée à accorder aux disciples d'Esculape une science profonde des choses de l'homme. De là à l'idée des difficultés sans nombre que présentait l'étude médicale, il n'y avait qu'un pas, et ce pas fut vite franchi. On crut, et l'on croit encore, que des hommes spéciaux, vouant leur existence à cette étude, étaient seuls capables de la posséder en son entier. Quant à la pensée que chacun pouvait, en peu de temps, et sans de longues et coû-

______

(1) Le même phénomène ne se passe-t-il pas en Amérique et parmi les populations des îles incivilisées des mers du Sud? — Les sauvages ne font-ils pas facilement un *dieu* de leur médecin ?

teuses études, en savoir, *pratiquement*, autant que les plus doctes, elle ne vint à personne de la foule. Seuls, quelques hommes, je ne dirai pas d'élite, mais de bon sens, s'occupèrent de ce qui pouvait leur être utile et possédèrent les notions les plus nécessaires d'hygiène et de thérapeutique!

*
* *

Cette fausse idée en la puissance médicale et en l'impossibilité d'en posséder la partie essentielle, sans de pénibles et laborieuses études, se perpétua jusqu'en plein XVIIIᵉ siècle, époque mémorable où les démolisseurs des vieilles idées et des vieux abus, en sapant toutes les croyances dans leurs bases, détruisirent également ces idées du public sur la médecine (1).

*
* *

Mais, comme toujours, la réaction fut trop vive et le scepticisme le plus complet succéda à la foi primitive de nos pères. On ne crut plus à la médecine, pour y avoir trop cru! Il est vrai que le médecin fit tout ce qu'il put pour produire ce résultat. Il se montra généreux en ridicules disputes et en scandaleux débats.

*
* *

(1) Les philosophes et les satiriques, en préparant les événements de 89, préparèrent également la voie dans laquelle doit entrer la médecine, dans un avenir plus ou moins prochain : celle d'une complète indépendance, c'est-à-dire *sa démocratisation*.

posé : celui d'être véritablement utile à nos semblables en dégageant l'art médical des langes de la *routine,* des *préjugés* et du *laisser faire.*

Nous venons de voir, *grosso modo,* quelles sont les prétentions de la *Dynamothérapie.*: nous avons dit qu'elle s'appuyait sur les travaux de nos devanciers pour former une *synthèse médicale,* destinée à nous donner la *clef* des divergences qui existent dans les théories et les pratiques médicales; quitte à froisser les opinions de plus d'un confrère, nous n'avons pas craint de mentionner les noms de certaines sciences, vivement décriées par eux, et, ce qui est plus audacieux, nous essayons ce que tant de fortes intelligences ont tenté sans succès, ou avec des succès relatifs, comme l'illustre Broussais, par exemple.

Voyons maintenant, avant de parler en détail des *moyens,* des *procédés* et de la *pratique* de la Dynamothérapie, ce que disent, enseignent et pratiquent les méthodes médicales actuellement régnantes. Ce sujet, si vous le voulez bien, ami lecteur, formera notre second chapitre de l'ETUDE SUR LE TRAITEMENT DES MALADIES CHRONIQUES PAR LA DYNAMOTHÉRAPIE.

*
* *

CHAPITRE II

*Des principales méthodes thérapeutiques : de l'Allopathie,
de l'Homœopathie, du système Raspail, de la Dosimétrie,
des méthodes purgatives, etc., etc.*

———

L'allopathie, *l'homœopathie*, le système Raspail, la dosimétrie et l'éclectisme : telles sont les méthodes qui règnent aujourd'hui dans le monde médical.

Les deux premières dénominations sont de Hahnemann.

Il appela allopathie la médecine des écoles et homœopathie la doctrine qui lui doit le jour. Ces deux noms sont restés et ont droit de cité dans le monde médical.

Le système Raspail est le résultat des travaux en médecine de l'illustre savant.

Le mot « dosimétrie » vient du docteur Burggraëve, auteur de cette nouvelle méthode et professeur émérite de l'Université de Gand (Belgique) (1).

———

(1) Dans le principe, la méthode dosimétrique portait le nom de médecine *atomistique*.

Ce changement de nom est-il heureux ? Ce n'est pas entièrement mon avis, mais passons !

A tout seigneur tout honneur ! Commençons par l'allopathie ; voyons quelles sont ses doctrines, ses principes et ses modes de traitement :

En donnant le nom d'*allopathie* à l'ensemble des *systèmes* qui constituent ce qu'on est convenu d'appeler la *médecine officielle* ou des *écoles*, Hahnemann indiquait, tout particulièrement, la base principale sur laquelle reposent les méthodes de traitements qui découlent des systèmes qui ont dirigé, ou qui dirigent encore l'école. Cette base, c'est l'axiome célèbre de Galien :

CONTRARIA CONTRARIIS CURANTUR.

Ou, en termes vulgaires, *le traitement des maladies par ce qui leur est contraire.—Les contraires guérissent par les contraires.*

La médecine officielle est-elle et a-t-elle toujours été fidèle à cet axiome Galiénique ? Non, certes. Elle s'en écarta souvent, tout en l'admettant pour base de sa *thérapeutique*, ou partie de l'art médical qui traite de la cure des maladies. Antérieurement à Hahnemann, plusieurs médecins, suivant en cela les conseils d'Hippocrate, indiquaient et prescrivaient les vomitifs comme moyen de guérison des vomissements, les purgatifs pour combattre certaines formes de diarrhées et, naguère encore, un médecin distingué des Etats-Unis, administrait un des plus puissants astringents, le tannin, dans la constipation opiniâtre. Mais ces faits étaient, et sont encore considérés par les méde-

cins allopathes, comme des phénomènes spéciaux, ne détruisant en rien la *règle générale*, formulée par le véritable chef des écoles allopa-
thiques, Galien.

La loi des *contraires* est donc le phare
qui, depuis des siècles, a dirigé les principaux
adeptes d'Esculape dans le traitement des
maladies *aiguës et chroniques;* or, il faut le
reconnaître, la direction prise à la lueur de ce
phare fut le plus souvent déplorable, et, pour
plus d'un doctrinaire, le rivage ne fut qu'un
gouffre, où vinrent s'engloutir l'éclat des
théories et les brillantes réputations!

*
* *

Si j'ai jusqu'ici parlé des doctrines, des
systèmes et des méthodes qui constituent
l'allopathie au pluriel, c'est que les productions
en ce genre de la médecine officielle sont si
nombreuses, qu'il me faudrait écrire un gros
livre pour les examiner. Il me suffira de dire,
pour l'instruction de mes lecteurs, qu'il n'est
pas un système, pas une théorie philosophique
qui n'ait donné naissance à plusieurs théories
médicales et méthodes thérapeutiques. Quant
à rappeler toutes les absurdités qui ont été
imaginées pour expliquer la cause et la nature
des maladies, je m'en garderai bien. Du reste
ceux qui seraient curieux de connaître tout ce
qui a été écrit sur ces sujets, peuvent consulter
nos bibliothèques. Ils y trouveront amplement
de quoi contenter leur curiosité.

Un fait bien digne de remarque et tout en faveur, suivant moi, de l'illustre médecin de Cos, c'est que toutes les théories médicales citent, pour preuve de leur excellence, des passages tirés de ses œuvres. Toutes s'appuient sur les travaux d'Hippocrate, toutes cherchent et trouvent, dans ses livres et dans ceux qu'on lui attribue, des confirmations de leur manière de voir. *Vitalistes, humoristes* ou *solidistes*, etc. (1), il n'est pas un révolutionnaire qui ne se soit présenté au monde médical autrement que sous le Drapeau d'Hippocrate d'abord, de Galien ensuite. Quand je dis tous, je me trompe ; trois ou quatre firent exception à la règle, et en tête de ces radicaux de la médecine je dois citer l'illustre Paracelse. Celui-ci, bien loin de se faire traîner à la remorque par l'esprit de Galien, le traduisait à son tribunal; faisait brûler ses livres et le houspillait de sa verve endiablée, en lui prédisant la mort de sa doctrine et le triomphe de ses travaux personnels, alors si vivement attaqués par la foule des médicastres. Il faut lire certaines pages des œuvres de ce bouillant réformateur, pour pouvoir se faire une idée de son mépris pour Galien et Aristote..... Vulgaire et familier le plus souvent, son style s'élève aux splendeurs de la pensée et du langage, quand il cite à sa barre ces illustres morts. Ses critiques sont toujours essentiellement ricaneuses, et si, dans certains pas-

---

(1) Pour tous les termes scientifiques n'ayant pas leurs explications dans le courant du texte, les lecteurs sont priés de voir le vocabulaire placé à la fin de l'ouvrage.

sages, elles frisent la grossièreté et se laissent emporter par la passion, il faut avouer qu'elles sont presque toujours remarquables par le bon sens et la raison.

Paracelse fut l'amant dévoué de l'expérimentation. Esprit essentiellement frondeur et sceptique, il sut réunir en lui l'audace des grands révolutionnaires et la haute philosophie des sages ! Brave, ardent, un peu rageur, éloquent dans ses attaques, se surexcitant par ses paroles et par ses écrits, il est toujours sur la brèche quand il faut combattre la routine et les préjugés. Il faut l'entendre, quand il s'adresse aux charlatans « qui cherchent à tout compliquer pour rendre leur art incompréhensible au vulgaire ». Partisan fiévreux de la simplicité des remèdes et des vulgarisations scientifiques, il se fait un culte de la nature et se montre franchement vitaliste dans sa philosophie.

Que de *découvertes* modernes lui doivent le jour ! (1).

Que de systèmes depuis l'Homœopathie jusqu'à la Dosimétrie doivent le reconnaître pour aïeul !

*
* *

(1) On doit à Paracelse plusieurs préparations de mercure qu'il employa le premier à l'intérieur, les composés d'arsenic, d'antimoine, de zinc, de fer, de plomb, d'alumine, les carbonates alcalins, les préparations d'opium, etc. Au principe de Galien, SIMILIA, etc., il opposa une médecine *substitutive* ou perturbatrice des plus énergiques, qui fut couronnée souvent des plus grands succès dans la lèpre, l'hydropisie, la goutte, les affections syphilitiques et autres maladies chroniques.

Beaucoup de personnes font d'Hippocrate, le fondateur et l'auteur de la médecine ; c'est là une grossière erreur ! Hippocrate ne fut ni le fondateur ni l'inventeur de la médecine. Il en fut l'écrivain synthétique de son temps. Il résuma dans ses écrits, toutes les connaissances de son époque qu'il plaça sous la direction d'une grande vérité, le NATURISME ! Philosophe admirable, homme intègre, praticien remarquable, doué d'un esprit de *condensation* et de *divination*, il imposa toute son œuvre et son individualité, aux générations futures, par la beauté et l'éclat de ses conceptions ! A ce titre il a droit à notre profonde reconnaissance.

La philosophie médicale d'Hippocrate est directement sous l'influence des idées léguées par la philosophie de la LXXX⁰ olympiade.

Elle se fonde en grande partie sur l'autorité d'Anaxagore et de Pythagore: sa base est le vitalisme mêlé d'un peu d'humorisme ! Ce n'est pas de l'éclectisme, comme un examen superficiel tendrait à le faire admettre, mais bien un véritable système des doctrines et des idées du temps.

L'hippocratisme est en opposition avec une célèbre école de la même époque: je veux parler *de l'École de Gnide*. Pour cette Ecole, dont les principes existent encore aussi vivaces qu'à l'époque d'Hippocrate, toutes les maladies sont localisées et ne présentent que des modifications organiques. Précédant Boissier, Sauvage et les organiciens de notre temps, les Gnidiens jugeaient les maladies par leurs symptômes et essayaient de les classer à ce point de vue.

Voici l'opinion d'Hippocrate sur les sentences Gnidiennes :

« Ceux qui ont recueilli les sentences qu'on nomme Gnidiennes ont bien tracé les symptômes morbides tels qu'ils se présentent, ainsi que la manière dont certaines affections se terminent, mais on en pourrait faire autant, sans être médecin, en s'informant auprès des malades de ce qui leur arrive. On a négligé dans Gnide bien des choses que le médecin doit savoir, sans les apprendre du malade, et qui sont essentielles pour l'appréciation exacte du mal.. Quelques-uns n'ignoraient pas cependant les divers caractères des maladies et leurs différentes formes, mais ils se sont mépris quand ils ont voulu en faire une répartition bien ordonnée, car l'erreur dans le dénombrement est facile, si l'on distingue une maladie d'une autre par une simple nuance, si l'on donne un nom différent à toutes celles qui ne sont pas identiques (1). »

Ne croirait-on pas en lisant ces lignes qu'elles ont été écrites hier, en réponse aux prétentions des disciples de l'*anatomophysiologie* faisant, dans la pratique, de la médecine purement symptomatique ?

____

(1) Hippocrate, t. ii. Régime dans les maladies aiguës.

D'Hippocrate (1) à Galien, c'est-à-dire du siècle de Périclès, 400 ans environ avant J.-C., au ɪɪ° siècle de notre ère (131), la lutte entre l'Ecole de Cos et celle de Gnide continua avec des succès et des revers relatifs pour l'une et l'autre Ecole.

*
* *

S'inspirant principalement des œuvres d'Hippocrate, Galien lança l'art de guérir dans la voie qu'il devait suivre dans les siècles futurs avec des succès bien contestables.

Né à Pergame, 131 ans après Jésus-Christ, fils d'un architecte très instruit et aussi austère que probe, Galien doit une grande partie de sa fortune à son séjour à Rome, où régnait l'Empereur Marc-Aurèle. Peut-être eût-il vécu ignoré à Pergame, au milieu de ses maîtres, tandis qu'à Rome il ne trouva que des disciples ayant tout à apprendre, et des maîtres du monde heureux d'attacher à leur couronne une gloire qui devait encore rehausser l'éclat de leur domination.

On a fait de Galien un éclectique. Est-ce exact ? Je ne le pense pas. Le roi de la médecine, comme on l'appela bientôt, fut *universel*, il est vrai, mais sa doctrine pencha vers le *vitalisme* et l'*humorisme* d'Hippocrate ou, plutôt, elle tendit à réunir les Écoles de l'antiquité, pour

(1) Hippocrate vit le jour à *Cos, l'une* des Cyclades, 460 ans avant notre ère, sous le règne d'Artaxercès Longuemain.

continuer l'œuvre incomplète à laquelle on a donné le nom de *Galiénisme* et qui devait, si rapidement, devenir l'Évangile scientifique et médical du monde savant.

Galien l'a dit ! Voilà la phrase qui servit de dernier argument dans les polémiques qui eurent lieu entre les anatomistes, les clinistes et les physiologistes des siècles passés.

Mais ne nous perdons pas dans cette étude scientifique du début de la médecine des écoles ou allopathie. Laissons l'histoire de toutes ces divisions, de ces schismes, de ces disputes et de ces éclats de lumière, pour arriver à ce qu'elle est de nos jours.

*
* *

J'ai dit, plus haut, que la loi des Contraires fut le phare qui guida les fils d'Esculape dans leur marche à travers les incertitudes d'une pratique médicale soumise à tous les flux et reflux des systèmes : j'ajouterai que cette loi est encore celle qui préside à la direction des principaux traitements des écoles officielles. De ce côté on en est encore où on en était du temps des deux grands médecins que nous venons de citer, avec cette différence, pourtant, que l'on accorde à Hippocrate une supériorité marquée sur Galien et ses continuateurs.

Avec la règle des contraires se guérissant par les contraires, il faut ajouter pour avoir une idée exacte de l'allopathie :

1° L'administration des médicaments à *doses massives* ;

2° Le principe de la *symptomathérapie* — que l'on me passe le mot — ic'est-à-dire du traitement des *symptômes* de la maladie ;

3° L'administration de plusieurs médicaments à la fois ;

4° La localisation des maladies, pour la plus grande partie des médecins.

En dehors de ces bases il n'existe plus d'allopathie.

Quant aux systèmes, je n'en parlerai pas. Du reste, il n'en existe aucun actuellement de bien saillant. Des ruines de la médecine de l'illustre Broussais, de ce qui reste de l'ancienne polypharmacie et des essais malheureux de modernes professeurs, chaque praticien forme son système particulier toujours appuyé, plus ou moins solidement, sur les bases précitées.

On en est de notre temps à une sorte d'*éclectisme scientifique* et *physiologique* qui me semble tendre vers la synthèse de toutes les doctrines: — en admettant que nous en soyons à quelque chose, ce qui peut bien ne pas être vrai, mais je veux être indulgent et voir les choses en beau; — du reste je reviendrai forcément sur tous ces sujets dans le courant de ce livre, car ils ne peuvent manquer de se représenter à nouveau sous ma plume.

Je ne parlerai pas davantage, en ce moment, des nombreux points de vue sous lesquels on envisage les maladies, ni des définitions des mots qui existent dans le monde des écoles. Il me suffira, pour en donner une idée à mes lecteurs, de leur dire que l'on tourne et l'on retourne toutes les questions, qu'on en arrive, chaque 10 ou 15 ans, à mettre en doute ce qui était reconnu vrai, pour recommencer les mêmes luttes et les mêmes polémiques. C'est en un mot une véritable anarchie où le diable lui-même, malgré sa torche légendaire, aurait peine à voir clair.

Voici du reste, pour l'instruction de ceux qui veulent bien me lire, l'opinion de quelques-uns des hommes les plus éminents de notre société médicale. — Remarquez, en passant, que je ne prends mes citations que parmi les amis de l'allopathie et par conséquent les adversaires des autres systèmes.

Le docteur Malgaigne, professeur à la Faculté de Paris, s'exprimait ainsi dans la séance du 8 janvier 1856 de l'Académie de médecine : « Absence complète de doctrines scientifiques en médecine, absence de principes dans l'application de l'art, empirisme partout : voilà l'état de la médecine. »

Bouchardat, l'éminent professeur si connu, dit aussi brutalement que le docteur Malgaigne : « La science médicale n'est pas faite ; elle est, pour ainsi dire, toute à édifier. »

Antérieurement à ces deux illustrations, écoutez, cher lecteur, ce que dit et ce que pense le docteur Valeix : « Que de regrets on éprouve, en voyant tant d'études, de veilles, de génie dépensés pour obtenir d'aussi faibles résultats ; que d'erreurs pour quelques vérités ! »

Et le docteur W..., dont la réputation est si générale en Angleterre :

« J'ai souvent un profond dégoût pour toutes les turpitudes médicales qui passent sous mes yeux et que malgré moi... *je suis obligé d'enseigner parfois à mes élèves !* »

Et.... mais passons ! Laissons en paix ces navrantes constatations ! Pour notre dignité et celle de nos confrères, ne découvrons pas davantage les plaies honteuses de cette pauvre médecine des *facultés !*

Laissons pour le moment l'allopathie à ses *oui* et à ses *non ; —* nous la retrouverons chemin faisant, — et arrivons à

L'Homœopathie.

Si le *contraria contrariis curantur* est la *maxime fondamentale* de l'allopathie, le *similia similibus curantur* est, en revanche, l'*axiome* fondamental de l'homœopathie.

Il y a entre ces deux écoles beaucoup des différences qui se rencontrent entre les usages anglais et français: Si l'un va à droite, l'autre va à gauche ; ce qui est politesse en France est, souvent, manque de savoir-vivre en Angleterre, et *vice versa* pour une foule de choses.

En effet, pendant que la vieille école administre les médicaments à fortes doses, à doses massives, la nouvelle ne les donne qu'à doses infiniment petites et souvent *si petites, si petites*, qu'elles n'existent plus à l'état *matériel*.

L'allopathie étudie les médicaments sur les animaux et les malades ;

L'homœopathie étudie les mêmes médicaments sur l'homme sain, sur l'homme bien portant.

L'allopathie recherche souvent les moyens violents, soi-disant ÉNERGIQUES ;

L'homœopathie n'use que de procédés délicats, mignons, coquets pourrais-je dire.

Les allopathes ont toujours cherché à pénétrer l'*essence des causes* des maladies ;

Les homœopathes n'étudient que leurs symptômes et s'occupent fort peu des causes qui les produisent.

Les premiers sont généralement matérialistes ; les seconds sont franchement spiritualistes. Comme les disciples du marquis de Puységur (1), ils peuvent inscrire sur leur drapeau : « *La pensée meut la matière.* »

Les homœopathes ont une foi vive dans leur médecine. A des titres plus ou moins considé-

____

(1) Le marquis de Puységur est le *vulgarisateur* du somnambulisme magnétique.

rables. ils sont tous croyants. Le contraire se remarque chez leurs adversaires allopathes.

Les médecins de la vieille école n'ont plus de système théorique et pratique pour en avoir eu beaucoup trop.

Ceux de la nouvelle école en ont un qui, bon ou mauvais, juste ou injuste, n'en est pas moins logique dans ses déductions du commencement à la fin.

Les médecins allopathes jurent sur leur bonnet de docteur que leurs collègues en homœopathie sont ou des charlatans, ou des ânes, ou 'des..... ici, chers lecteurs, et vous, aimables lectrices, mettez à la file les unes des autres toute une série d'épithètes, aussi gracieuses que les deux premières, peut-être parviendrez-vous alors à avoir une juste idée des *aménités* que se débitent ces messieurs.

Les homœopathes n'en disent pas autant, mais ils combattent leurs confrères avec leurs propres armes, prises, habituellement, parmi leurs célébrités. Après cela il est juste de dire que les disciples de Hahnemann connaissent tous l'allopathie puisque, — il en est du moins ainsi en Europe, — avant d'être homœopathes ils ont été étudiants, puis docteurs allopathes, tandis que les fidèles de l'allopathie ne connaissent généralement pas l'homœopathie.

Pendant que les allopathes administrent en même temps *des masses de médicaments*, les homœopathes se font une règle de ne donner qu'un seul médicament à la fois, et attendent, avant de le changer ou de le renouveler, que sa sphère d'action soit épuisée.

Pour les médecins de la vieille école, les maladies sont des *lésions organiques* ou des *altérations d'humeurs*, ou des *irritations plus ou moins générales*, ou des *phénomènes virulents*, etc., etc.

Pour ceux de l'école de Hahnemann, toutes les maladies sont des troubles du *dynamisme* ou de la vitalité ; elles sont toujours générales et ne doivent être combattues que par des médicaments *dynamisés, propres à agir immédiatement sur la vitalité et médiatement sur les systèmes de l'économie entière.*

L'Allopathie étudie *les maladies*, l'Homœopathie n'étudie que *les malades.*

L'Allopathie a pour base de ses traitements la DÉRIVATION, la RÉVULSION et la DÉPURATION DES HUMEURS sous un nom ou sous un autre. Elle possède des médicaments TONIQUES, *fondants, dépuratifs, narcotiques, purgatifs, vomitifs, dysincrasiques, antifébriles, antiphlogistiques, anticatarrheux*, etc., etc.

Bref, autant de dénominations qu'il y a eu de systèmes, car tous ont laissé des traces dans cette pauvre matière médicale que l'illustre Bichat traitait, si irrévérencieusement de « mélange informe d'idées inexactes, d'observations puériles, de moyens illusoires, de formules aussi bizarrement conçues que fastidieusement assemblées », etc.

L'Homœopathie n'a qu'une base de médication : donner le médicament dont *les symptômes sur l'homme sain sont semblables à ceux que l'on observe sur le malade.*

Elle ne possède aucun des médicaments dont les dénominations, plus ou moins baroques, s'étalent fièrement dans les pages des gros in-folios ou in-8° des matières médicales officielles ; elle n'a que des *médicaments dynamiques* dont elle a étudié les propriétés sur l'homme sain et qu'elle se contente d'employer simplement, sans chercher à les classer.

Les pharmaciens allopathes ont une multitude de manières de préparer les médicaments : les pharmaciens homœopathes n'en possèdent que quatre : ce sont les *teintures,* les *dilutions,* les *poudres triturées* et les *granules* (1).

Ainsi que vous le voyez, cher lecteur, la différence est grande entre les deux écoles, et notez qu'il me serait facile de pousser beaucoup plus loin cette étude comparative.

Hahnemann, le fondateur de l'homœopathie, a, quoi qu'en disent ses adversaires, rendu plus d'un service en rappelant au monde médical le deuxième axiome d'Hippocrate : *Similia similibus curantur.* Il est incontestablement le *créateur de la matière médicale pure,* et son nom restera à tout jamais dans la phalange des illustres médecins novateurs.

(1) Voir le vocabulaire.

Qu'il ait puisé une grande partie de son œuvre dans les travaux de *Paracelse*, de *Van Helmont* et des *médecins spageristes,* qu'importe! Cela ne détruit en rien l'importance de ses travaux, ainsi que l'énergique impulsion qu'ils ont donnée à la thérapeutique.

Le temps, en endormant les passions et les querelles d'intérêts personnels, en faisant la part des exagérations qui se trouvent dans toutes les conceptions humaines, donnera à l'œuvre du médecin allemand la sanction qui ne peut lui manquer et à laquelle elle a droit.

Du réformateur allemand passons au réformateur français; d'une médecine toute *atomistique, spirituelle,* passons à une médecine toute d'observations basée sur les *sciences physiques* et *l'histoire naturelle de l'homme* dans son analogie universelle avec tous les corps.

Laissons Hahnemann pour nous entretenir de Raspail.

*
* *

DU SYSTÈME RASPAIL

Le système Raspail est encore plus vivement repoussé par les écoles que ne l'est l'homœopathie. Quand les médecins de la vieille-fille de la rue de l'École de médecine parlent de ce système, ils ne le font qu'en haussant les épaules.

Nous *voulons bien admettre*, disent-ils, la valeur de Raspail comme chimiste, mais son œuvre *scientifico-médicale* est pitoyable. Ce sont de ces *choses* dont on ne doit même pas parler.

Si vous leur demandez quelle est la partie de cette œuvre qui leur semble si pitoyable, si vous les poussez un peu, vous arrivez vite à constater qu'il en est du système Raspail comme de l'homœopathie, c'est-à-dire qu'ils en parlent, généralement, sans connaissance de cause. Tout ce que ces messieurs en savent, ou qu'ils croient en savoir, c'est que le camphre est une panacée guérissant, pour Raspail, toutes les maladies. Cette conviction fait qu'ils ajoutent invariablement :

— Avec ça que nous ne connaissions pas le camphre avant Raspail ! Mais il y a des siècles que son usage existe en thérapeutique !

Le camphre pour la méthode Raspail, les globules imbibés dans un océan d'eau, relativement à la dose réelle des médicaments, pour l'homœopathie, voilà, généralement, tout ce que savent les bouillants adversaires de ces deux méthodes.

Le *système Raspail* très répandu en France, en Belgique, dans les Colonies, dans l'Amérique du Sud et chez presque toutes les nations du midi de l'Europe est, en revanche, très peu connu des médecins anglais, américains, allemands et hollandais.

Jamais système n'ameuta autour de lui autant de colères et de sarcasmes! Vulgarisé pendant les derniers beaux jours de la médecine *anti-phlogistique* — saignées nombreuses, diète sévère, sangsues, eau gommeuse, etc.,— il fut, dès son apparition, classé parmi les méthodes thérapeutiques les plus incendiaires. Attaqué vigoureusement par ses nombreux adversaires, Raspail, à qui les médecins contestaient même ses grandes connaissances en chimie, paya par de nombreuses amendes et par de la prison le droit de guérir ou de soulager ses semblables. Il est vrai que la politique joua un certain rôle dans ces procès.

Les débuts de notre grand chimiste et, je n'hésite pas à le dire, de notre grande gloire scientifique de l'époque, furent pourtant des plus modestes! Sa première brochure, publiée dans le courant de l'année 1838, ne contenait que quelques conseils sur l'usage et les propriétés de la fameuse cigarette de camphre.

A la même époque, mais vers la fin de l'année, Raspail adressa à plusieurs journaux de médecine une note sur la facilité avec laquelle on arrête certaines affections de poitrine, au moyen de l'application de compresses imbibées d'alcool camphré et de l'usage de ladite cigarette de camphre : il ajoutait qu'un petit morceau de camphre introduit dans le creux d'une dent cariée pouvait dissiper certaines rages dentaires.

Dès ce moment, l'ardent vulgarisateur

entra de plain-pied dans le domaine de la thérapeutique et ne s'arrêta plus.

Sous l'influence de ses premiers procès en exercice illégal de la médecine, la vogue, cette déesse capricieuse, vint rapidement donnant la main à une foule de malades, heureux de consulter le persécuté des Académies et de leurs représentants.

Menant de front ses travaux sur la chimie, sur la botanique, sur l'astronomie, sur la médecine et sur les questions politiques de son temps, Raspail, dirigé par son *immense besoin de polémiques et de luttes*, entra cœur et âme dans la voie qui devait le conduire à la popularité, à la gloire et... à la prison.

Venu au temps où florissait la polypharmacie, produit et soutenu par un homme moins en vue, le système Raspail, malgré ses mérites, n'aurait pas eu le succès d'enthousiasme et de polémiques qu'il a eu et qu'il a encore.

Les circonstances firent beaucoup pour son auteur et pour sa vogue ; il s'entoura habilement d'une auréole de martyr qui accrut encore la notoriété de sa méthode. Chaque procès se transforma en une immense publicité, dont profitèrent et l'auteur et ses collaborateurs.

Son histoire — si remarquable à tant de titres — de *la santé et de la maladie*, fut publiée en juin 1843. Cette première édition, parue en deux volumes in-8°, fut rapidement épuisée. La seconde et la troisième édition, en deux gros volumes in-8°, eurent le même succès. Ce travail est aujourd'hui, je crois, à sa 4me édition, car la troisième porte la date de 1860.

Le *Manuel annuaire de la santé*, publié au commencement de chaque année, est aujourd'hui à sa 34me édition. *Le fermier vétérinaire* est à sa 6me ou 7me. Je ne parlerai pas en ce moment des autres publications de Raspail, elles n'ont du reste que peu de rapport avec notre sujet. Abordons immédiatement ce qui concerne son système thérapeutique.

Le système ou la méthode thérapeutique de Raspail repose, quoi qu'en disent ses détracteurs, sur des vérités aussi incontestables que celle de l'existence du soleil. Voici, du reste, les corollaires que l'auteur déduit de ces vérités :

A. — *Un organe normal, placé dans un milieu normal, ne peut qu'élaborer normalement; il ne peut y tomber malade, il ne saurait qu'y vieillir.*

B. — *L'organe sain n'engendre point sa maladie, il la reçoit du dehors ; il ne tombe malade et ne meurt avant terme que par accident.*

C. — *La maladie n'est pas un être de raison, une entité idéale, c'est un trouble apporté dans les fonctions d'un organe ; c'est un obstacle qui s'oppose à la loi d'assimilation et du développement ; c'est un effet dont la cause active est externe à l'organe, qui, dans ce cas, est entièrement passif.*

D. — *Si l'on connaissait la nature et le nombre de ces causes externes de troubles intérieurs, on aurait dès lors la puissance de conjurer la maladie et de maintenir ou de ramener la santé, et la médecine sortirait du domaine de l'empirisme et de l'hypothèse conjecturale, pour rentrer dans le cadre des vraies sciences d'observations.*

Ainsi que le lecteur doit le voir, je me contente d'indiquer les différentes doctrines qui existent actuellement, sans me permettre une critique sérieuse ou une appréciation complète.

Cette critique viendra tout naturellement quand nous nous occuperons des maladies et de leurs traitements par la Dynamothérapie. Pour le moment, j'expose succinctement les travaux de mes confrères, en m'efforçant de rendre à César ce qui appartient à César.

Guidé par les corollaires qui précèdent, Raspail consacra une grande partie de ses travaux à la recherche des *causes des maladies.* Ces causes il les trouve dans :

A. — Le milieu atmosphérique, influence de l'air, etc.

B. — Notre alimentation : excès, insuffisance, qualité et quantité.

C. — La désorganisation de l'organe par les substances métalliques et autres : — acides, poisons…, etc.

D. — Les solutions de continuité: — coups, blessures…, etc.

E. — Les êtres animés : — vers lombricoïdes, ténia, etc., etc.

F. — Les influences du moral: — chagrins, ennuis, etc.

Arrivé au traitement des maladies — *thérapeutique* — il reste fidèle à ses principes et constitue une pharmacopée s'adressant principalement aux virus, aux poisons et aux elminthes.

Le camphre, l'aloès, l'huile de ricin, la fougère, l'assa fœtida, le sel marin, l'ammoniaque liquide, le galvanisme, le goudron, l'ail cultivé, la rhubarbe, la casse mais surtout *la scammonée, la garance, le grenadier* (écorce du), *le sulfate de zinc, l'iodure de potassium et la salsepareille* sont ses principaux médicaments. Tous les métaux, moins le calomélas, dont il se sert avec répugnance et faute de mieux, sont expulsés de sa matière médicale. Il s'y montre ennemi acharné des mercuriaux, de l'arsenic, des alcaloïdes et des autres produits chimiques.

Ses traitements ne sont pas toujours aussi simples qu'on le croit généralement, mais ils sont toujours logiques et empreints d'une grande expérience. Le bon sens et l'analogie y président.

Ses lois d'hygiène sont très remarquables. Il en est de même de son travail anatomique et physiologique.

Achevons cet exposé du système Raspail en disant que, quoi qu'en disent ses ennemis, il a puissamment remué et modifié l'école officielle qui, sans adopter toutes ses théories, a fait son profit de ses travaux pratiques. Pour ma part, je connais plus d'une *découverte* française et étrangère qui n'est, en *résumé*, qu'un petit· vol fait au savant dont nous nous entretenons. Mais chut ! glissons sur ce sujet.

Nous voici parvenu à une nouvelle — je ne dirai pas méthode — mais thérapeutique ; je veux parler de

« LA DOSIMÉTRIE »

L'auteur de cette nouvelle manière de traiter les maladies est, ainsi que je l'ai déjà dit, le Dr Burggraëve, professeur émérite de l'Université de Gand (Belgique).

Chirurgien, anatomiste et physiologiste distingué, le Dr Burggraëve est franchement vitaliste en médecine. Son vitalisme se rapproche davantage de celui de l'école de Montpellier que de celui de Hahnemann. En un mot, il est plus dans la tradition hippocratique ! Phénomène rare chez les chirurgiens qui, en général, sont partisans de l'école anatomophysiologique ou école de Paris.

La dosimétrie tend plutôt à une réforme pharmaceutique et thérapeutique qu'à une réforme médicale proprement dite. Sa pratique se base sur la physiologie et s'appuie sur les travaux les plus modernes de cette science et de la chimie.

Deux principes dominent la thérapeutique du professeur de Gand :

Le premier, est de donner le médicament, par doses fractionnées, *coup sur coup, jusqu'à effet*. Le second, d'établir la *dominante et la variante* du traitement; c'est-à-dire, en d'autres termes, d'établir une *médication de fond, s'adressant à la source du mal, et une médication symptomatique, faisant face aux symptômes les plus importants*. En un mot, traiter la *cause* et les *effets*.

A ces deux principes, il faut ajouter une loi dont l'origine est homœopathique ou, plutôt, qui a été formulée par les homœopathes ; cette loi se résume ainsi :

Aux *maladies chroniques, une médication chronique* ; c'est-à-dire lente et profondément *modificatrice*.

Aux maladies aiguës, un traitement aigu ; c'est-à-dire à forte dose relativement et *coup sur coup*.

Partisan des *diathèses* ou, vulgairement, *prédisposition de l'organisme* aux *causes* qui ont rendu ledit organisme apte à contracter de préférence soit la *tuberculose*, soit les maladies

cancéreuses, etc., le Dr Burggraëve admet, —
principe hypothétique—les *diathèses rhumatis-
males, syphilitiques, scrofuleuses, arthritiques,*
etc. etc., « se manifestant d'abord par des troubles de la crasse sanguine, puis par des altérations de la nutrition, dans son double mouvement de composition et de décomposition
des tissus, ou par une substitution d'éléments
anormaux aux éléments normaux ».

C'est, comme on le voit, de l'humorisme en-
trelacé à l'anatomophysiologie, et dominé par
un vitalisme qui se montre à chaque instant
dans les œuvres de l'auteur.

Tout naturellement, l'idée des *diathèses*
conduit le Dr Burggraëve à celle des médicaments spécifiques ou propres à agir directement sur la source de l'affection. Si, de ce
côté, l'éminent chirurgien de Gand ne s'ex-
prime pas d'une manière bien catégorique,
du moins toutes ses préoccupations thérapeutiques laissent-elles percer à chaque pas cette
recherche du spécifique.

Relativement aux maladies chroniques, le
Dr Burggraëve admet *la débilitation* comme le
caractère le plus ordinaire et préconise, consé-
quemment, les médicaments reconstituants.

En pharmacopée, il fait *table rase* de toutes
les préparations, pour ne conserver que la
forme des principaux médicaments homœo-
pathiques: le granule. Pour lui, plus d'extraits,
plus de poudres, plus de *ces bouteilles surtout dont le malade doit prendre le contenu*

d’heure en heure. Toute sa pharmacie peut tenir dans une poche d’habit. C’est simple au suprême degré.

Ses médicaments, au nombre de 80 environ, sont pris parmi les *alcaloïdes :* — *aconitine, digitaline, atropine,* etc. ; — les *arséniates,* les *résinoïdes,* les acides végétaux, les *glycosides,* les *métalloïdes* et sels métalliques, etc. Tous ces médicaments, excessivement énergiques, sont en granules, ainsi que je l’ai dit plus haut, d’un centigramme, d’un 1/2 centigramme, d’un milligramme et d’un 1/2 milligramme. Ces granules, préparés par la maison Chanteaud de Paris, sont très rigoureusement dosés et très bien confectionnés.

Des vins médicinaux, que j’allais oublier de citer, ainsi que quelques rares décoctions et infusions, complètent la pharmacie Dosimétrique.

J’ajouterai, pour terminer ce qui concerne la partie pharmaceutique de cette nouvelle manière de traiter les maladies, que son auteur ayant fondé son *système* de longévité sur l’usage du *sel,* ordonne toujours, ou presque toujours, *le sel de Sedlitz* déshydraté et effervescent, sinon comme agent thérapeutique, du moins comme agent hygiénique.

Comme en homœopathie, le Dr Burggraëve proscrit les mélanges médicamenteux qu’il raille souvent très spirituellement. Il donne le médicament seul ; ce qui ne l’empêche pas, quand il faut répondre à plusieurs indications, de donner 3, 4, et même 5 médicaments dans la même journée.

Vitaliste-dynamique, marchant quelquefois sur les traces de Hahnemann, plus souvent côte à côte, cherchant *pourtant à rester allopathe par ses anciennes attaches* dont il éprouve, malgré lui, un reste d'influence, l'auteur de *la médecine Dosimétrique* tend à occuper l'espace laissé libre par la séparation de l'école homœopathique d'avec l'école allopathique. Sa méthode est un juste milieu qui comble une lacune, c'est un pont entre deux rives !

Je sais que le Dr Burggraëve se défend comme un beau diable de tout contact avec la méthode de Hahnemann ; qu'il a soin, chaque fois que l'occasion s'en présente, de protester contre la voix de *l'opinion médicale* qui l'accuse de ce *crime* ; mais je suis trop son ami et je professe une trop grande estime pour son caractère et ses travaux pour hésiter à lui dire carrément ma façon de penser.

Du reste, le dernier mot n'est pas encore dit sur la Dosimétrie ; son auteur en est encore à la période d'enfantement. C'est une œuvre dont les premiers jalons sont à peine posés ! Il est vrai que ces jalons sont très remarquables.

Les médicaments du docteur Burggraëve sont exactement ce que Paracelse recherchait sous les noms de *quintessence, de force, de vertu médicale*, etc... C'est la démonstration pratique de cet aphorisme de l'illustre alchimiste :

« Vingt livres de substance se réduisent à une once de quintessence , qui est cependant

la partie médicinale... c'est *pourquoi moins il
y a de corps, plus il y a de vraies vertus mé-
dicinales.* »

Van Helmont disait la même chose quand il
s'exprimait ainsi :

« Plus une nature est spirituelle, plus elle
est puissante... Regardez à la qualité plus qu'à
la quantité..., etc., etc. »

J'ai dit que la médecine Dosimétrique était
toute récente et en voie de création ou d'enfantement. Rien n'est plus exact ainsi que vous
allez en juger, cher lecteur.

En 1854, feu le Dr Evrard, médecin de la
famille royale des Pays-Bas, communiqua à
l'Académie royale de médecine de Belgique,
la relation d'un traitement du choléra asiati-
que, institué à Saint-Pétersbourg par le
Dr Mondt, dans l'épidémie de 1835.

Ce traitement, dont le Dr Burggraëve avait
rendu compte dans son ouvrage : le *Choléra
indien*, etc., publié en 1845, consistait dans
l'emploi, à doses fractionnées (au vingtième)
d'extrait alcooliques de noix vomique, poudre
de camphre et musc, le tout réduit en poudre
impalpable par une trituration prolongée (2
heures au moins).

L'Académie belge qui, dans une discussion
précédente, avait malmené l'homœopathie, tout
en déclarant qu'elle ne prétendait pas s'im-
miscer dans une question de doctrine, laissa
passer cette communication inaperçue. Elle
devait pourtant porter ses fruits.

Le Dr Burggraëve, qui avait déjà expérimenté les procédés du Dr Mondt, n'avait pourtant pas songé à les généraliser, ni, surtout, à en faire une méthode.

Ce fut le fameux rapport général sur les travaux de la savante Académie de Bruxelles (1866) qui, en rappelant au jour la communication du Dr Evrard, suggéra à notre respectable ami la pensée d'appliquer les idées de Mondt à une thérapeutique générale.

Le Dr Burggraëve se mit à l'œuvre et, par une série d'expérimentations faites dans son service de l'hôpital de Gand, il se convainquit de l'utilité des *médicaments atomistiques;* — c'est ainsi que le Dr Evrard avait qualifié les préparations de Mondt. — Certain de ses résultats, le Dr Burggraëve adressa plusieurs communications à l'Académie belge. La réponse de cette société savante fut ce que sont toujours les réponses de ces réunions officielles aux imprudents qui viennent troubler leur douce quiétude. Elle passa à l'ordre du jour sans discussion et sans examen. « Nous ne méritions, dit le promoteur de la médecine dosimétrique,

Ni cet excès d'honneur, ni cette indignité.

Ainsi repoussé, le Dr Burggraëve (1) se décida à en appeler aux médecins de tous les pays. Ce jour-là, la Dosimétrie commença à se faire place dans le monde médical.

(1) Répertoire de médecine dosimétrique, 1872-1873, introduction.

Son premier projectile fut un tout petit livre intitulé *Guide de médecine atomistique*. Le deuxième fut la publication d'un journal paraissant deux fois par mois : *Répertoire de médecine dosimétrique*.

Le changement d'un mot (*atomistique*) pour celui de *dosimétrie*, fut une concession aux allopathes qui trouvaient que le mot atomistique rappelait trop l'homœopathie. A mon point de vue ce fut une faute, une faiblesse, car la première désignation rendait plus fidèlement l'esprit de cette médication véritablement atomistique.

Et voyez ce que c'est qu'une chose, à première vue, aussi simple qu'un tel changement ! Au début, le Dr Burggraëve employait des médicaments *dynamisés* par la longue trituration qu'ils subissaient, *aujourd'hui il n'est plus question de ces préparations faites au vingtième ;* elles sont remplacées par les *granules de M. Chanteaud* qui sont des médicaments parfaitement dosés, mais ne possédant plus les qualités dynamiques des premiers.

Est-ce un progrès sur *la doctrine qui réside* dans le *point de départ* des travaux du Dr Burggraëve ?

Nous sommes loin de le penser !

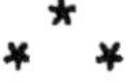

J'arrêterai ici ce qui concerne la Dosimétrie, mais j'y reviendrai plus d'une fois dans le courant de ce travail : Le lecteur sera mieux à même alors d'en apprécier les qualités, et les défauts pratiques. Pour le moment, il me suffit d'en avoir donné une idée complète, quoique sommaire, aux personnes qui veulent bien me suivre dans cette exposition des principales méthodes de traiter les maladies en l'an de grâce 1881.

* *
*

Voilà donc, *grosso modo*, les idées, les principes et les théories qui régissent les quatre Ecoles aujourd'hui en lutte : Allopathie, Homœopathie, Système Raspail et Dosimétrie ! Voyons maintenant, et pour terminer ce chapitre déjà bien long, quelles sont les idées qui servent de bases à l'un des principaux et des plus *vieux fils* de l'allopathie. Je veux parler du

Système purgatif et dépuratif.

Ici nous sommes en plein *humorisme* et nous comprendrons, sous la classification générale de système purgatif et dépuratif, toutes les principales méthodes connues par le nom de leur auteur. Ces méthodes sont :

Pour la France : la méthode Leroy et Pelgas, — vulgarisée par le Dr Signoret, — celle de Guillé — anti-glaireux, — celle de Dehaut et celle de Giraudeau de Saint-Gervais. — Cette dernière est spécialement appliquée aux maladies syphilitiques.

' Pour l'Italie, celle de Pagliano. — Sirop célèbre chez le peuple italien et dans le midi de la France.

Pour l'Angleterre, celles de Morrisson et d'Holloway.

Pour l'Amérique, celle de Thomson, etc., etc.

** **

Toutes ces méthodes sont les mêmes comme théorie.

Elles appartiennent toutes à l'Humorisme, et ne diffèrent que par le ou les médicaments qu'elles livrent au public à grand coups de tam-tam.

Elles reconnaissent toutes les altérations du sang comme cause des maladies.

Pour ces écoles il n'y a, en fait, qu'une maladie :

Une altération plus ou moins profonde des humeurs et des liquides de l'organisme !

Purifier le sang et toutes les humeurs en agissant sur l'organisme entier par les dépuratifs et les purgatifs (???)

Voilà leur but !

Pour arriver à ce résultat, chaque auteur a composé un médicament purgatif qu'il déclare supérieur à celui du voisin : *Elixirs, sirops, pilules, extraits, fluides, flonguents.*

Voilà les principales préparations de la méthode purgative et dépurative.

Généralement, ces préparations qui sont des médicaments secrets, — excepté en France où la

vente des médicaments secrets est défendue,—
s'administrent à fortes doses et fréquemment,
—trois, quatre fois par semaine, dans les maladies chroniques ; tous les jours, dans certaines
maladies aiguës. — Leur activité est incontes-
table, et, il faut bien l'avouer, ils rendent
quelquefois d'importants services à la thérapeutique des affections chroniques dites ou
non incurables.

La base de ces *médecines* ou *médicaments*
est végétale : c'est, ordinairement, un mélange
assez heureux de substances purgatives telles
que la scammonée, le jalap, l'aloès, la rhubarbe, le séné, l'agaric blanc, — et de plantes
dites dépuratives : Salsepareille, squine, sas-
safras, gayac, etc.

Remarquons, en passant, que ces méthodes,
sous un nom ou sous un autre, représentées
par un médicament liquide ou massif, ont
toujours exercé une grande influence et sur la
Société et sur les médecins. Quel est le praticien qui n'a pas été humoriste à son heure ?

*
* *

Parlerai-je des autres méthodes, plus ou
moins connues, s'éloignant ou se rapprochant
plus ou moins de celle que nous venons d'étu-
dier ? Citerai-je la doctrine *homœodynamique*
du Docteur Huguet, de Paris ; celle de Coffin,
et des Eclectiques d'Amérique ; celle des Elec-
triciens, des Magnétiseurs, celle des... Mais à
quoi bon toutes ces citations ?

Laissons en paix toutes ces conceptions de l'esprit humain, et continuons notre marche en avant.

Ici se termine la partie « Préface historique » de notre œuvre :

*
* *

Avant de parler en détail de la DYNAMOTHÉRAPIE, de sa *théorie*, de ses *agents* et de ses *procédés thérapeutiques*, j'ai désiré mettre sous les yeux de mes lecteurs les diverses pièces du procès. Ai-je fidèlement rempli ce devoir ? Ai-je loyalement indiqué les bases qui servent de fondement aux doctrines médicales de notre époque ?

Je le crois fermement, et je puis, sans crainte, en appeler aux disciples de ces doctrines !

Maintenant que nous en avons fini avec les *Considérations générales sur l'état de la médecine en l'an de grâce 1881*, nous allons marcher plus librement et plus vite dans la voie *synthétique et pratique* de la MÉDECINE DYNAMOTHÉRAPIQUE, que nous ne craignons pas d'appeler :

LA MÉDECINE DE L'AVENIR !

FIN

POST-FACE

Les lignes qui précèdent, tirées du journal
la *Science libre*, forment, en réalité, sous le
titre de : *Considérations générales et pratiques
sur l'état de la médecine en l'an de grâce 1881*,
la véritable préface — ainsi que je l'ai déjà dit
du reste — de mon ouvrage sur les MALADIES
CHRONIQUES et la DYNAMOTHÉRAPIE ou médecine
des forces naturelles.

Je voulais, dans le principe, livrer, en une
seule fois, cette œuvre au public ; mais, le temps
me manquant pour la conduire à bonne fin
d'une seule traite, j'ai pensé qu'il était préfé-
rable, et pour mes lecteurs et pour moi, de la
publier par fractions ou livraisons pouvant
rester indépendantes de l'ensemble de l'ouvrage et devant, à la fin, par la réunion de ses
parties, former un *Traité complet* aussi homo-
gène que s'il avait été publié en une seule
fois.

En agissant ainsi, je mets le lecteur peu for-
tuné ou ne voulant pas lire tout le TRAITÉ, à
même de n'acheter que la livraison ou la brochure traitant du sujet qui l'intéresse.

L'ouvrage entier contiendra de 15 à 17 brochures dans le genre de celle-ci, et renfermera un grand nombre de dessins. et de figures accompagnés de légendes.

La prochaine brochure — en voie de publication dans mon journal la *Science libre* — traitera du *Traitement de la Goutte et du Rhumatisme par la Dynamothérapie.*

Celle qui suivra traitera des maladies des *Voies respiratoires* et, en particulier, de la *Tuberculose ou Phthisie pulmonaire.*

La troisième traitera des MALADIES DES VOIES URINAIRES, etc., etc.

Bref, chaque brochure contiendra les maladies d'une *région du Corps*, leur *prophylaxie* et leur traitement.

Le prix de chaque ouvrage est fixé à 1 fr. 50 pour les souscripteurs à la *Science libre*, et à 2 fr. pour le public.

Je ne dirai rien sur la portée de ma publication. Je lui laisse le soin de développer sa valeur, sinon au point de vue littéraire, du moins au point de vue *utilitaire et scientifique.*

Au revoir donc, ami lecteur.

INDEX

—